Dedico este livro a três personagens da minha vida:
Delma, Bruna e Vilma.

Obrigada, Delma Lucchin, pela motivação e por me
apresentar o caminho das pedras.
Agradeço à Bruna Calabrese por inspirar criatividade
desde a nossa infância e dar mais brilho a essa história.
E obrigada, Tia Vilma Calixto, por revisar o texto com seu talento.
Espero que o seu livro seja o próximo!

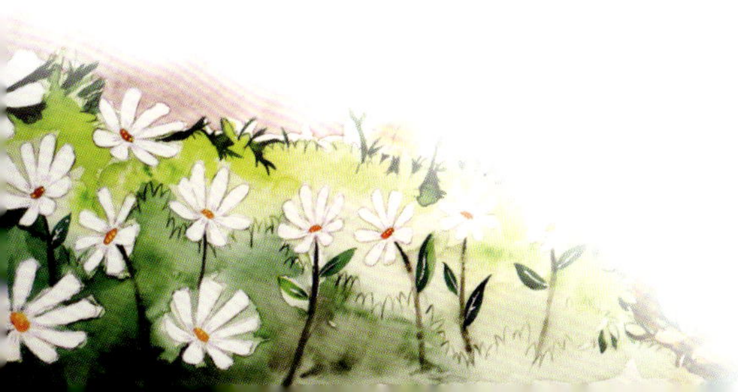

R. Clóvis Bevilaqua, 352 – Cabral – Curitiba-PR
80035-080 – Tel.: (55 41) 3254-1616 – 3538-8001
editorainverso@editorainverso.com.br
www.facebook.com/editorainversoo
www.editorainverso.com.br

Coordenação editorial
Cristina Jones
Editora InVerso

Diagramação e arte-final
Carlos L. W. Jorge

Dados internacionais de catalogação na publicação (CIP)

Lopes, Leda

A Festa dos 7 Reinos / Leda Lopes ; ilustrado por Laqua e outros. - Curitiba : Editora InVerso, 2017.
28 p. : il. ; 22 cm x 22 cm.

ISBN 978-85-5540-084-1

1. Literatura infantil I. Laqua. II. Título.

CDD 028.5
CDU 82-93

Há muito tempo, um mundo novo foi criado. Redondo como o sol e verde como a grama, com água por todos os lados, era um mundo muito especial.

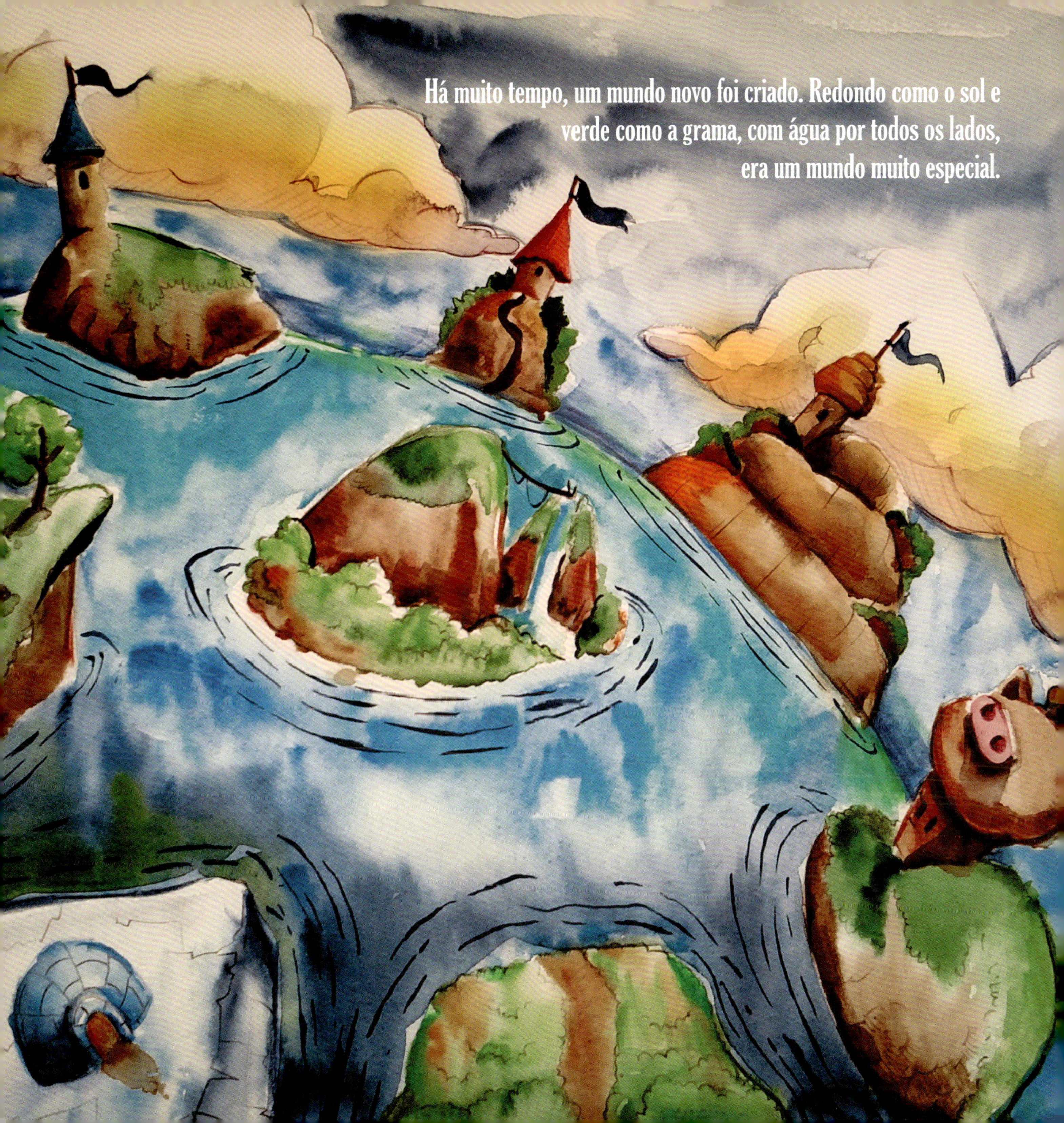

Neste mundo, aconteceu a história que eu vou contar...
Então, vamos todos imaginar...
Eu estava lá quando tudo aconteceu...

Neste mundo eu nasci,
Ele tinha sete reinos e uma ilha, a Ilha do Meio.
A Ilha do Meio é pequena e sozinha, pobrezinha...
Ela fica bem no meio dos 7 Reinos,
Com muita água em volta dela.
Com morros e árvores, flores e lagos, a Ilha tem dois lados: o lado norte, acima do Rio do Rato e o lado sul, abaixo do Rio do Rato.

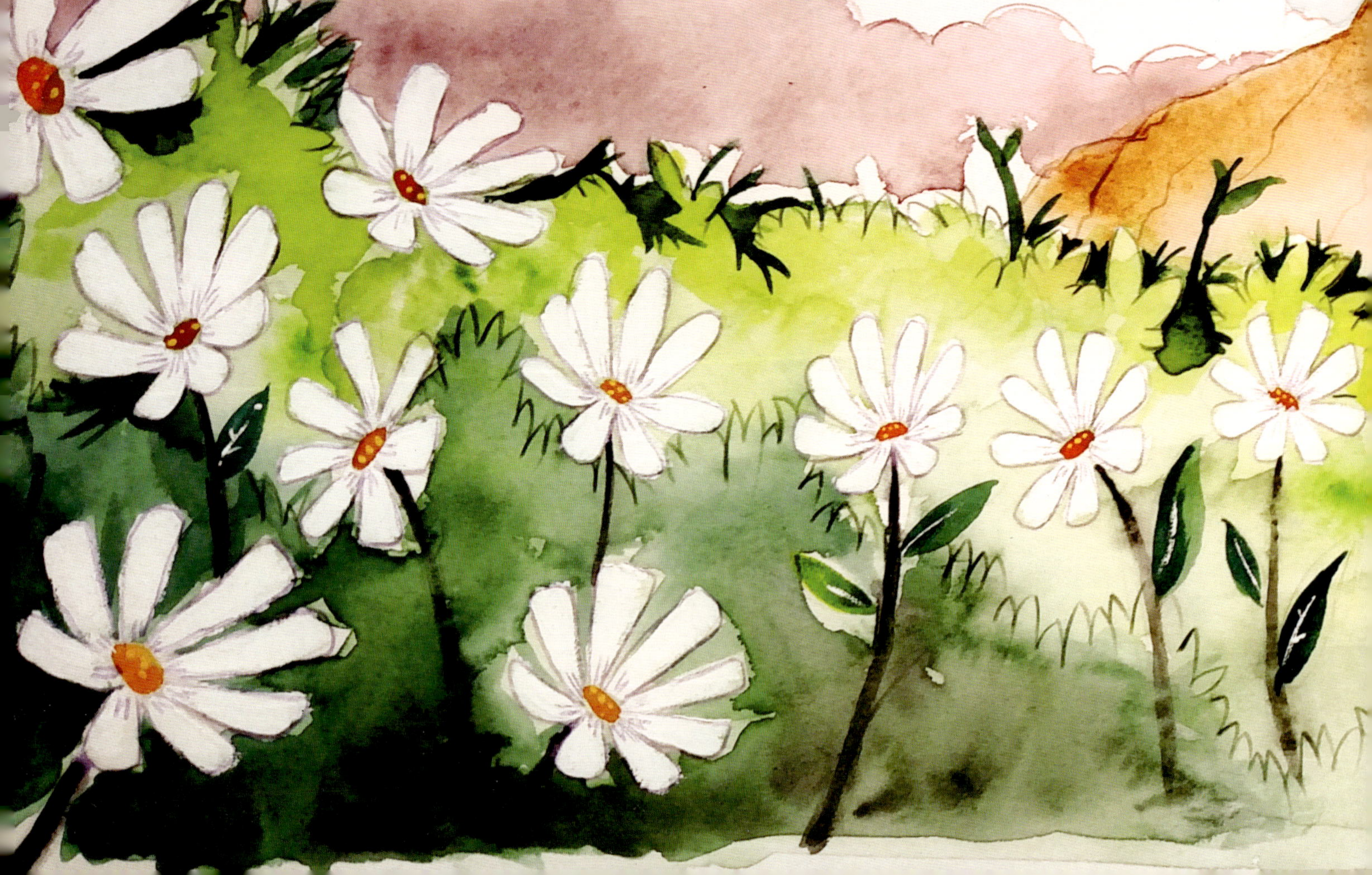

Sobre o Rio do Rato, prestem bem atenção...
As águas que por ali passarem, jamais voltarão...
Assim como essa história e as memórias do coração.

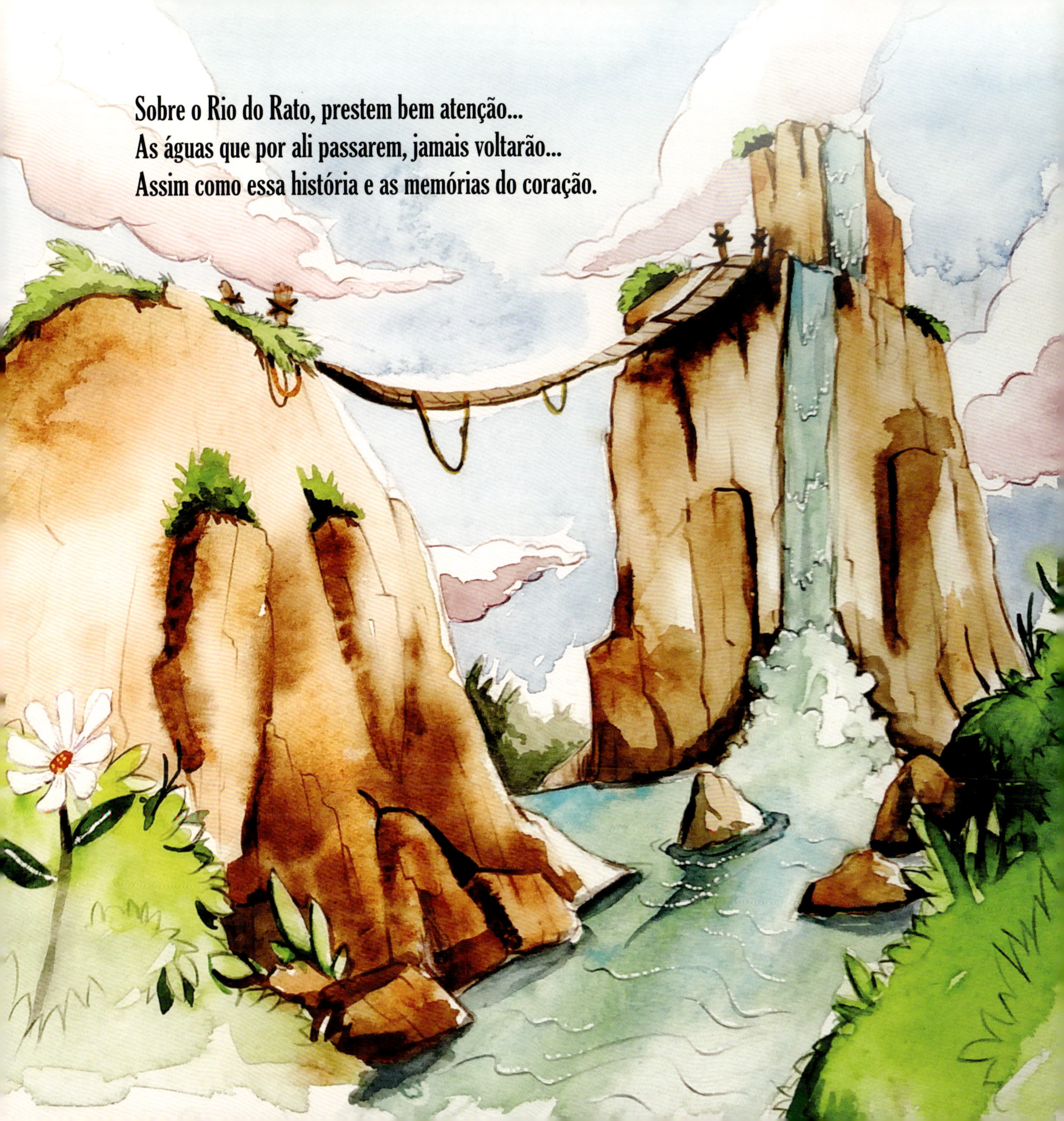

De todos os 7 Reinos...

O Reino 1 é o mais colorido, e nele vivem as Borboletas Decoradoras...
Tão divertido, tom sobre tom...
Tom azul, tom amarelo, tom laranja e caramelo...

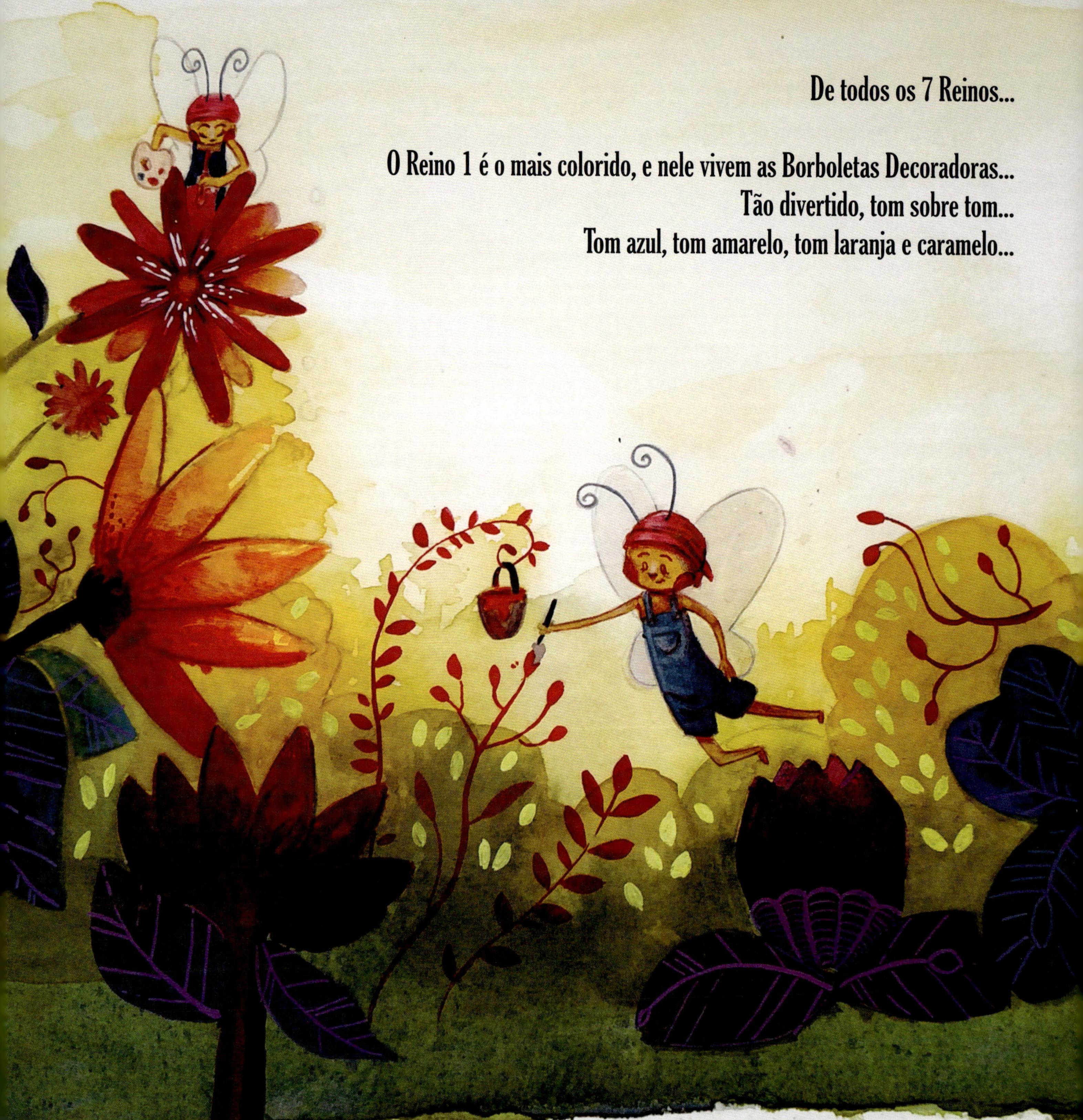

O Reino 2 é o mais cheiroso, onde moram os Porquinhos Cozinheiros,
Cheiro de salsinha e cebolinha,
Hmmm... Temperos de cozinha.

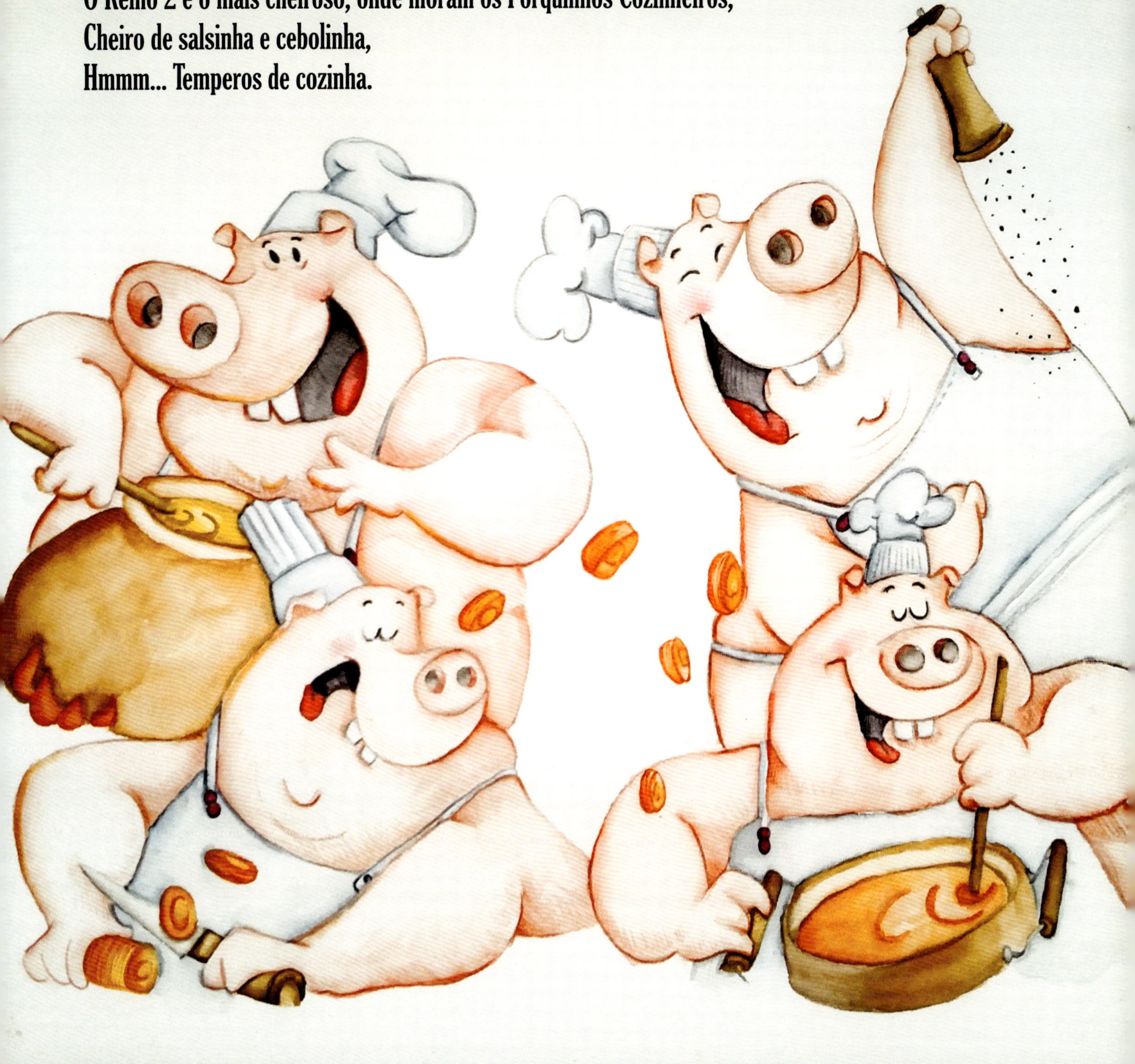

O Reino 3 é muito divertido.
Nele os Macacos Músicos tocam vários instrumentos...
Instrumentos de soprar, tocar e batucar até o sol raiar.

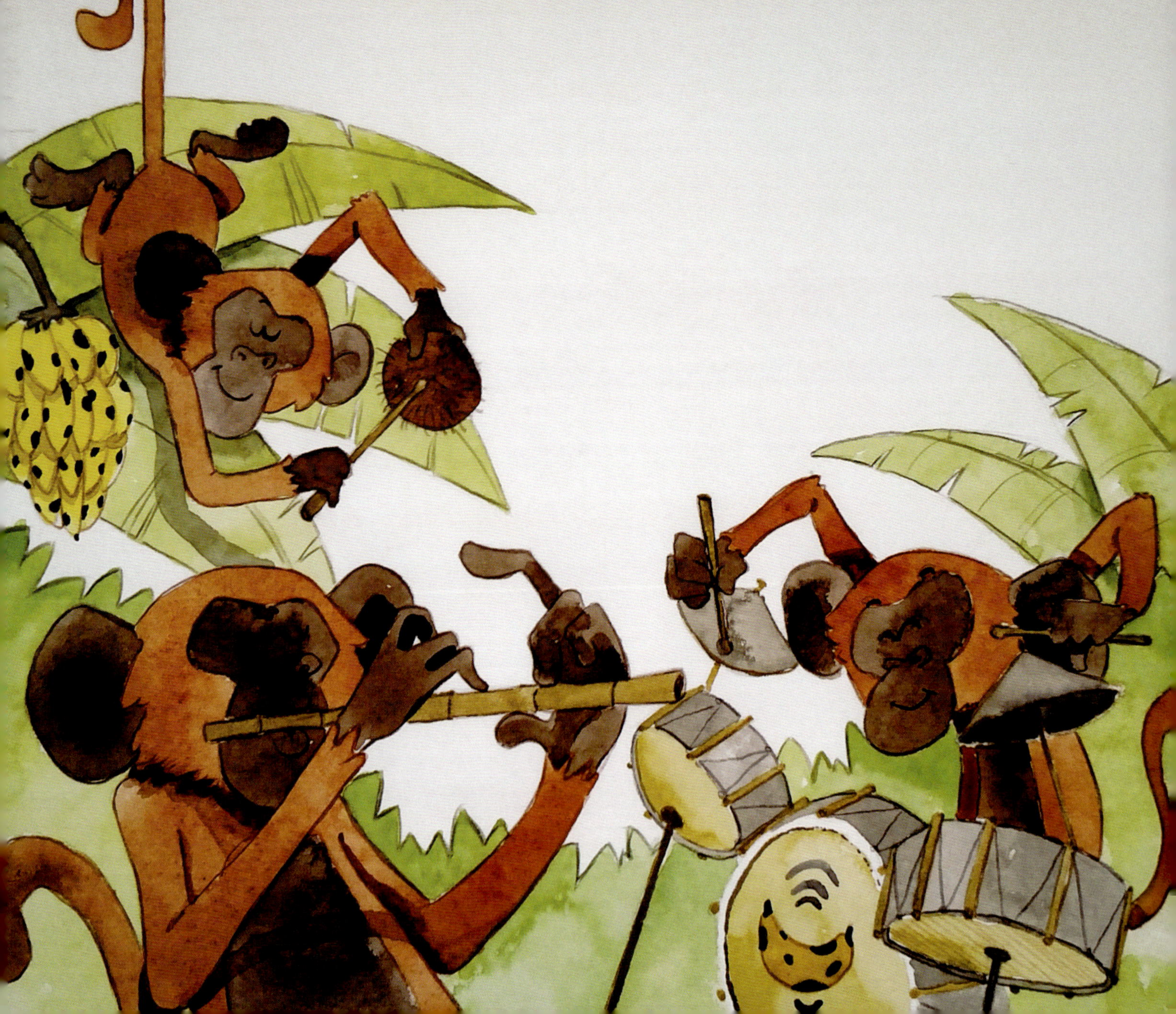

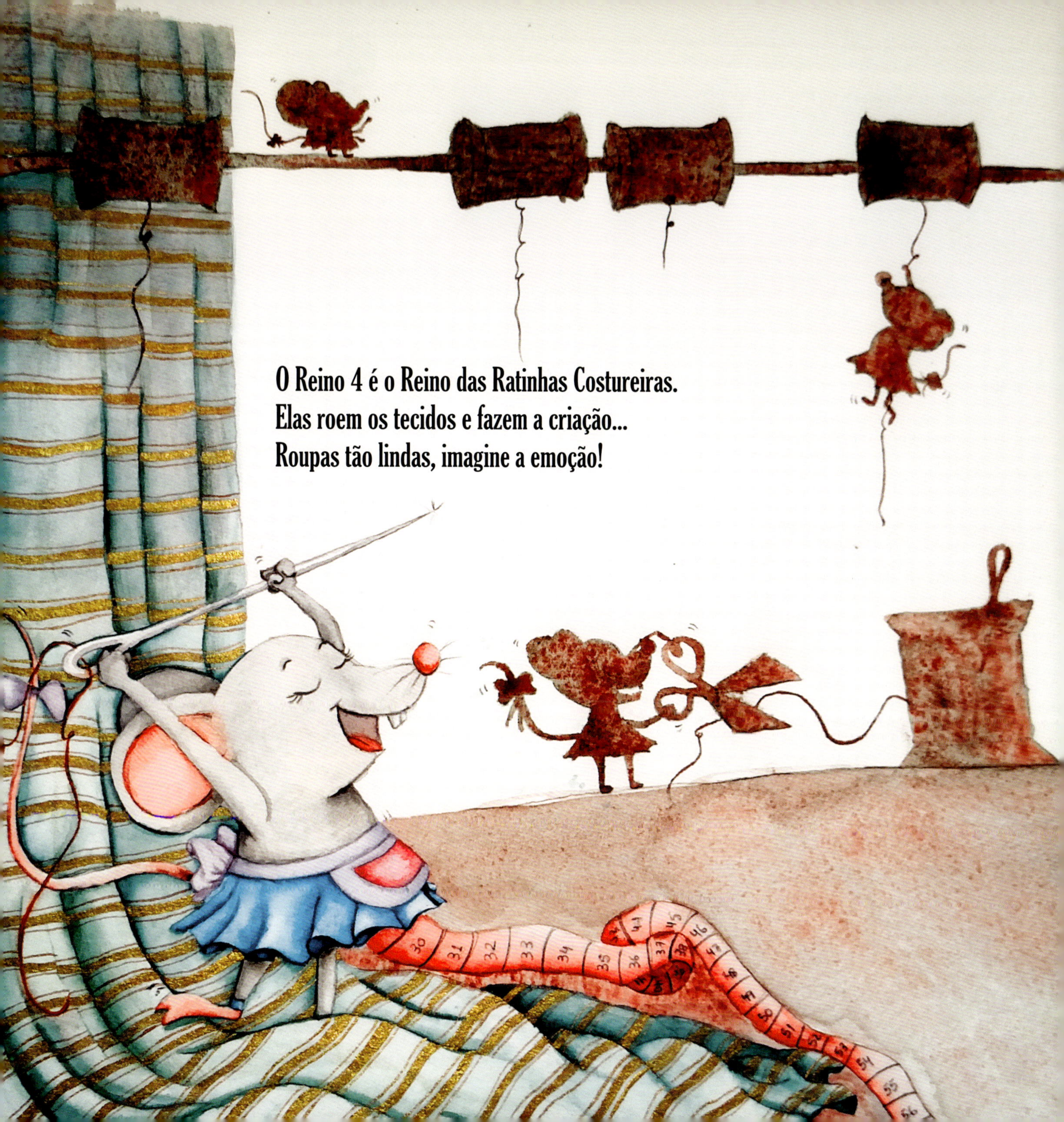

O Reino 4 é o Reino das Ratinhas Costureiras.
Elas roem os tecidos e fazem a criação...
Roupas tão lindas, imagine a emoção!

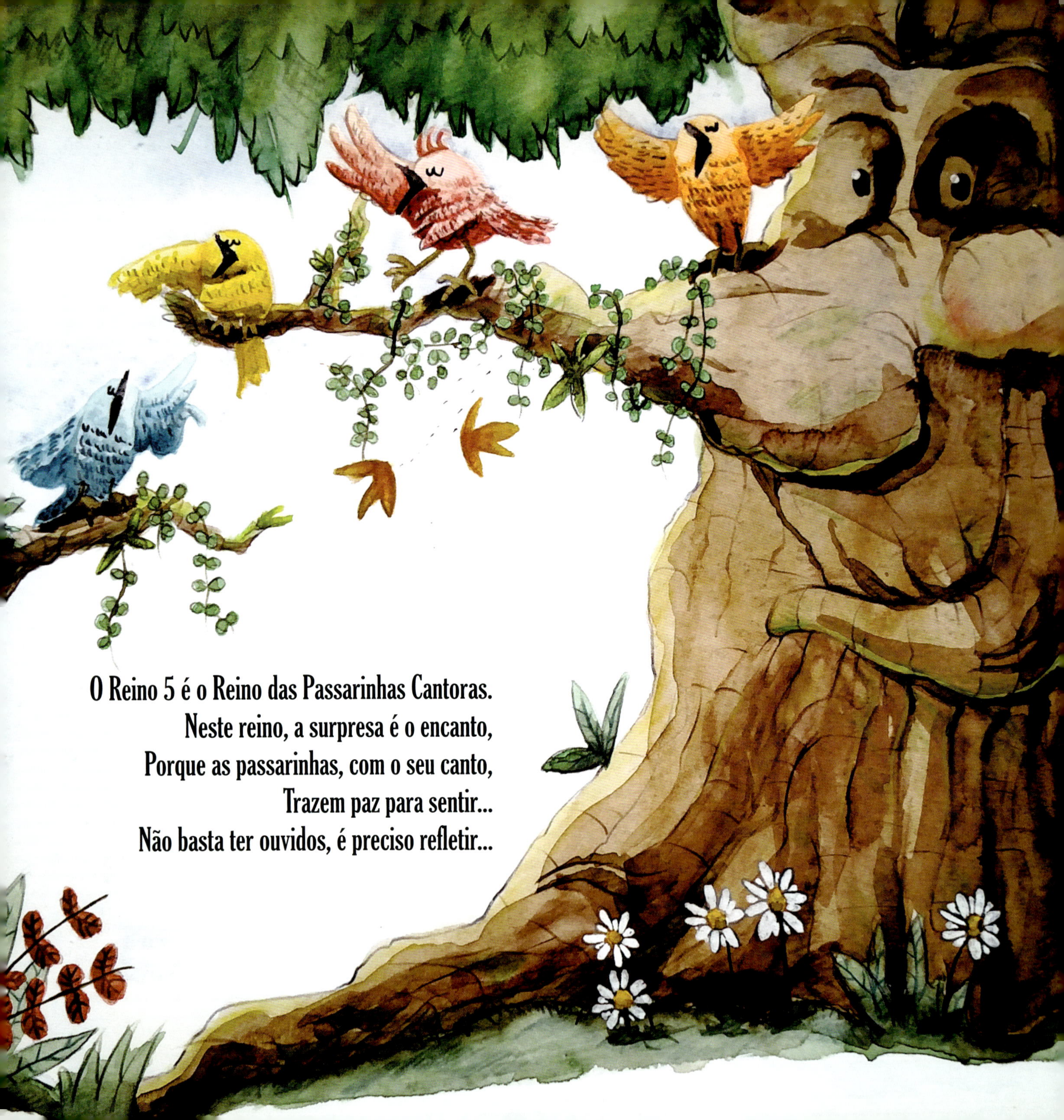

O Reino 5 é o Reino das Passarinhas Cantoras.
Neste reino, a surpresa é o encanto,
Porque as passarinhas, com o seu canto,
Trazem paz para sentir...
Não basta ter ouvidos, é preciso refletir...

O Reino 6 é o mais agitado, nele vivem os Pinguins Dançarinos.
Do sapateado ao tango, eles dançam com o coração,
Escutam a canção e está feita a emoção!

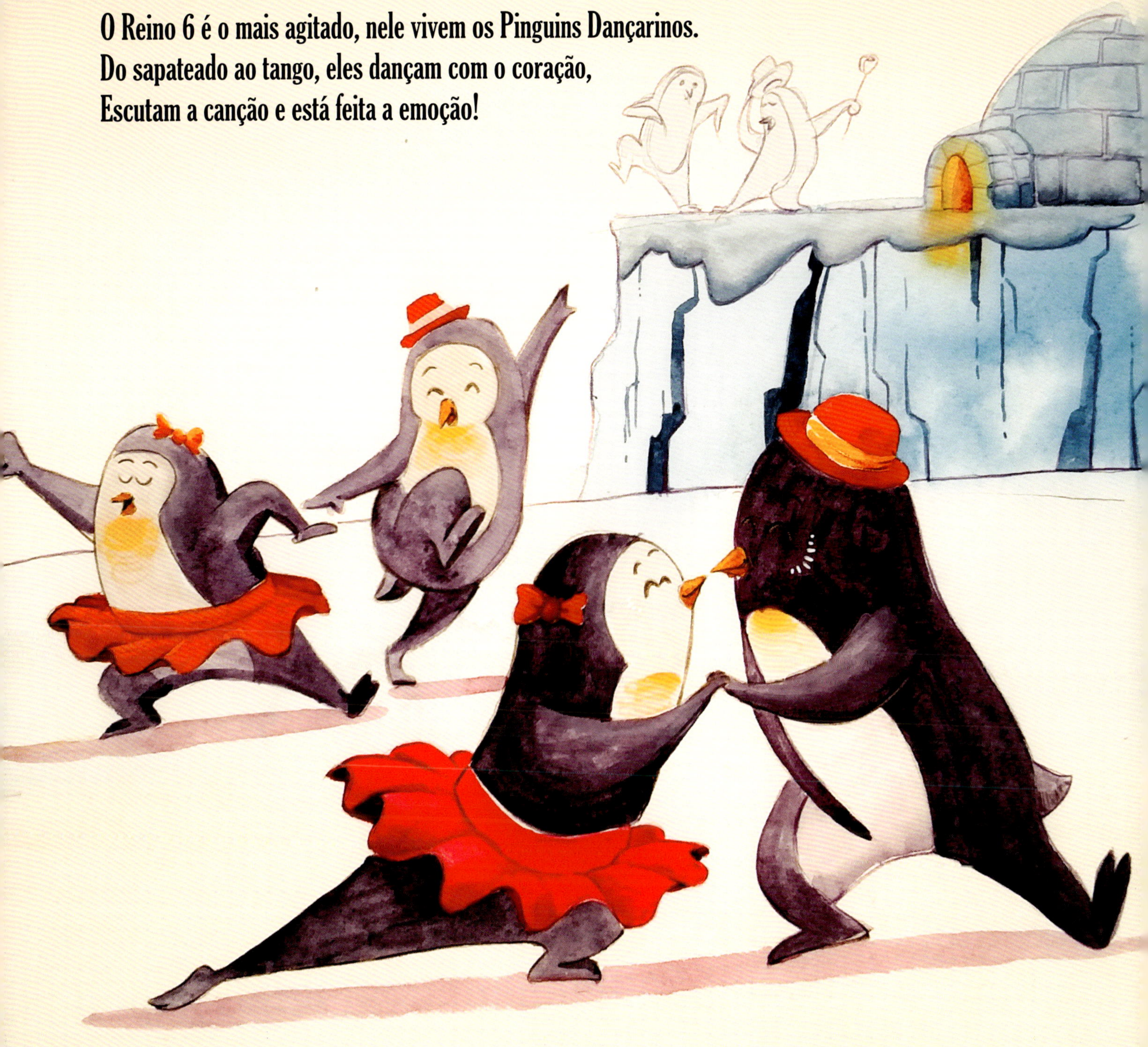

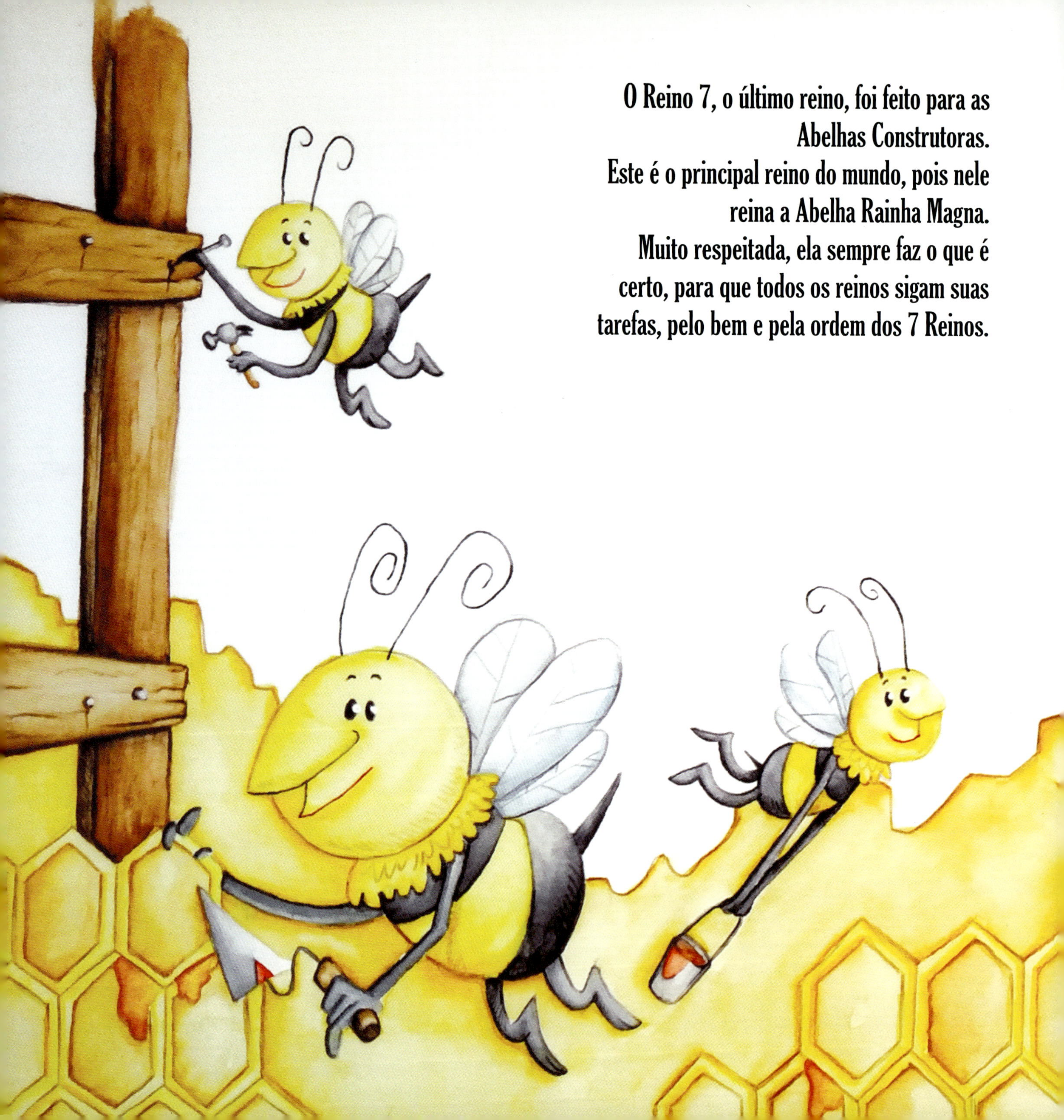

O Reino 7, o último reino, foi feito para as Abelhas Construtoras.
Este é o principal reino do mundo, pois nele reina a Abelha Rainha Magna.
Muito respeitada, ela sempre faz o que é certo, para que todos os reinos sigam suas tarefas, pelo bem e pela ordem dos 7 Reinos.

A Abelha Rainha Magna segue a Lei Suprema, ensinada por sua mãe, que aprendeu com sua avó, orientada pela bisavó, seguindo ordens da tataravó...
A Lei Suprema diz que todo animal deve crescer no reino que nasceu, sem cruzar as fronteiras.
E todos os animais devem aprender suas tarefas do seu reino e trabalhar com elas pelo resto de suas vidas...
Por muitos e muitos e muitos e muitos e muitos e muitos e muitos... ufa!... e muitos anos essa Lei triunfou...

Até que um dia... tudo mudou!

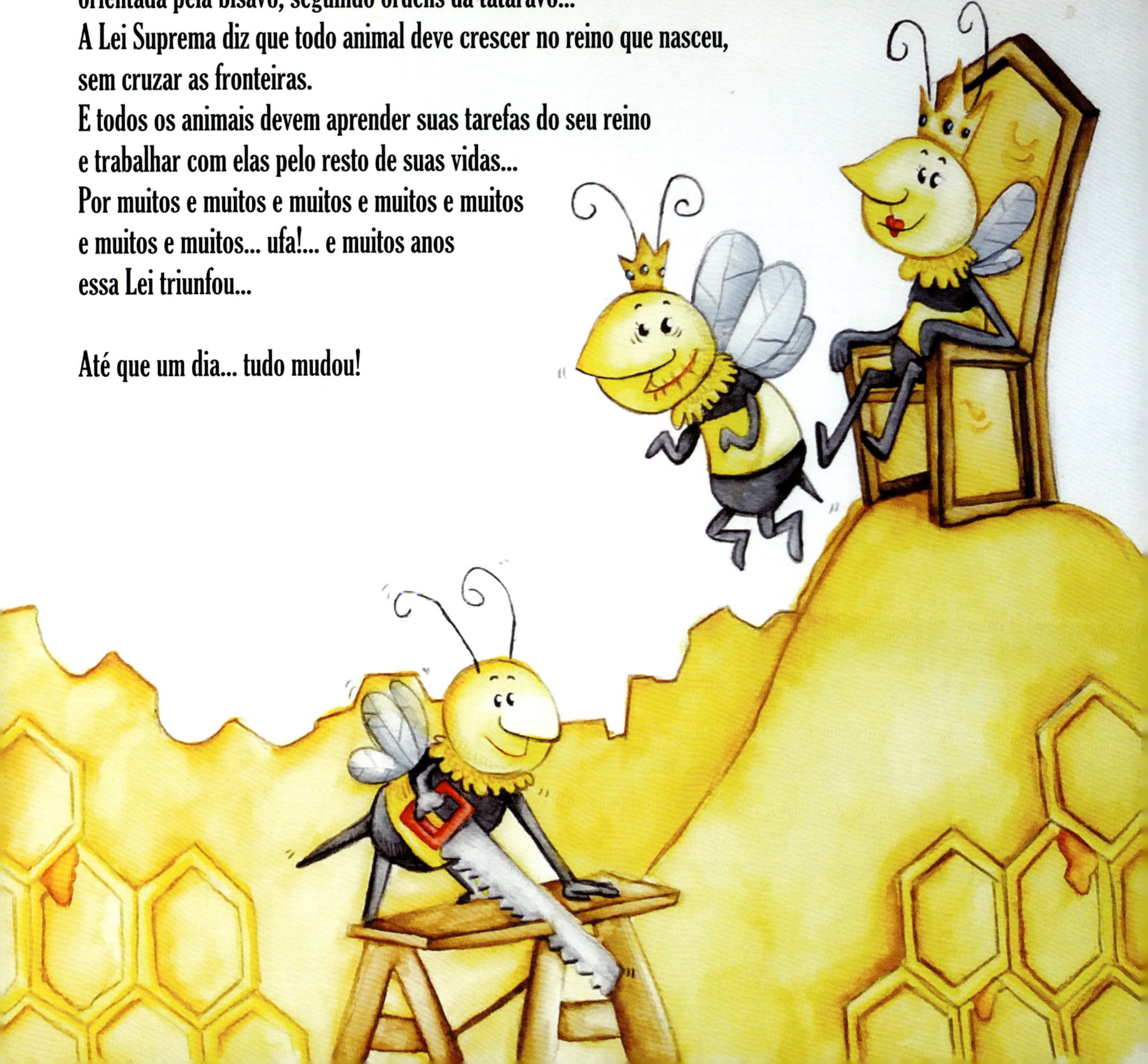

Era um dia lindo e ensolarado no Reino das Borboletas Decoradoras, quando, de repente, a Princesa Borboleta Violeta fez algo inesperado, imprevisível, inesquecível...
Mas, esperem!
Antes, eu preciso contar pra vocês quem é a Princesa Borboleta Violeta...

Nascida no Reino das Borboletas... ela deveria ser colorida, criativa e decoradora.
Mas... desde que a Princesa Borboleta Violeta nasceu, todas as borboletas do reino perceberam que ela era diferente...
Ela pegava os pratos, nas mesas decoradas, e ficava batucando:
— Tum tum tá tum tumtum tá!

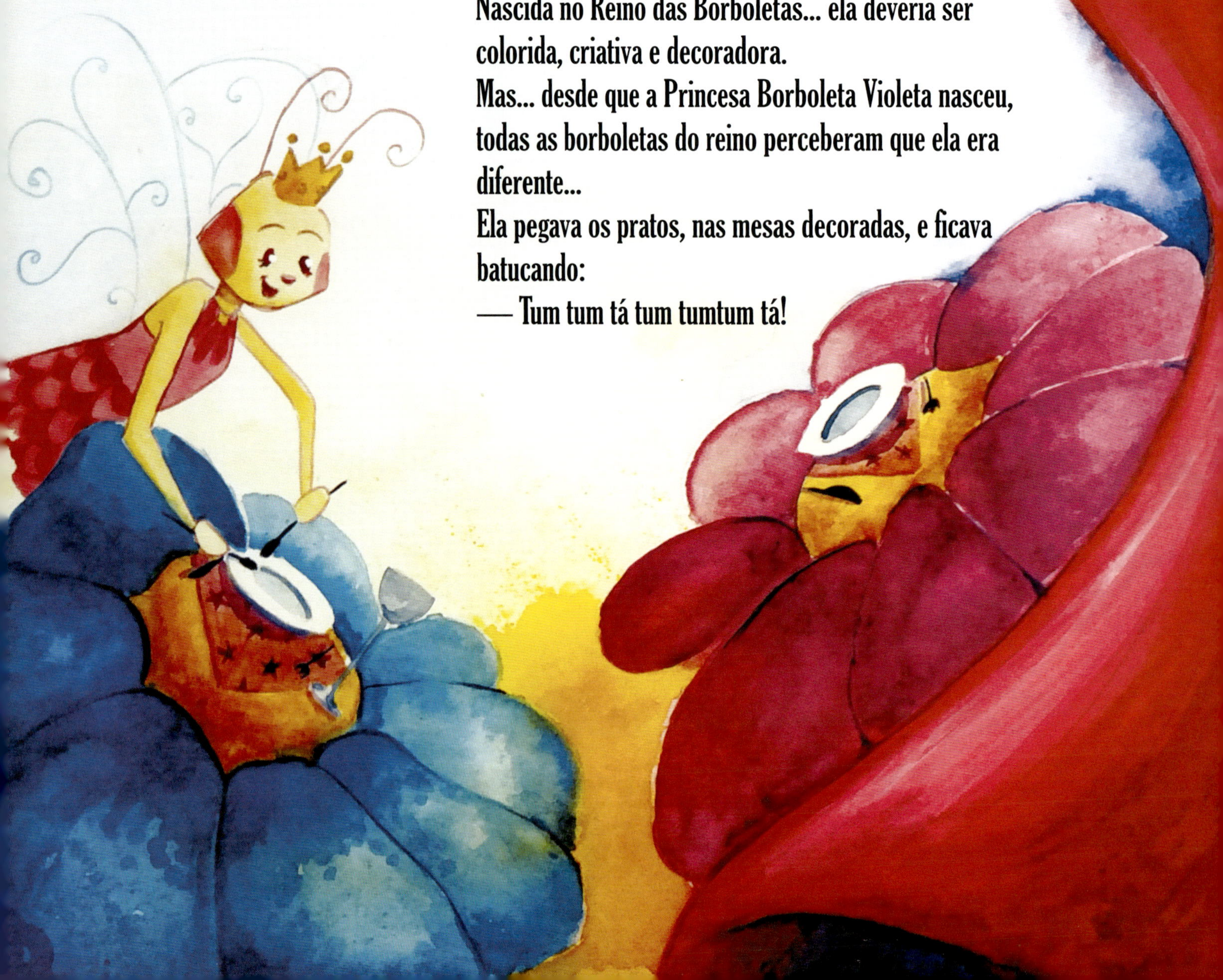

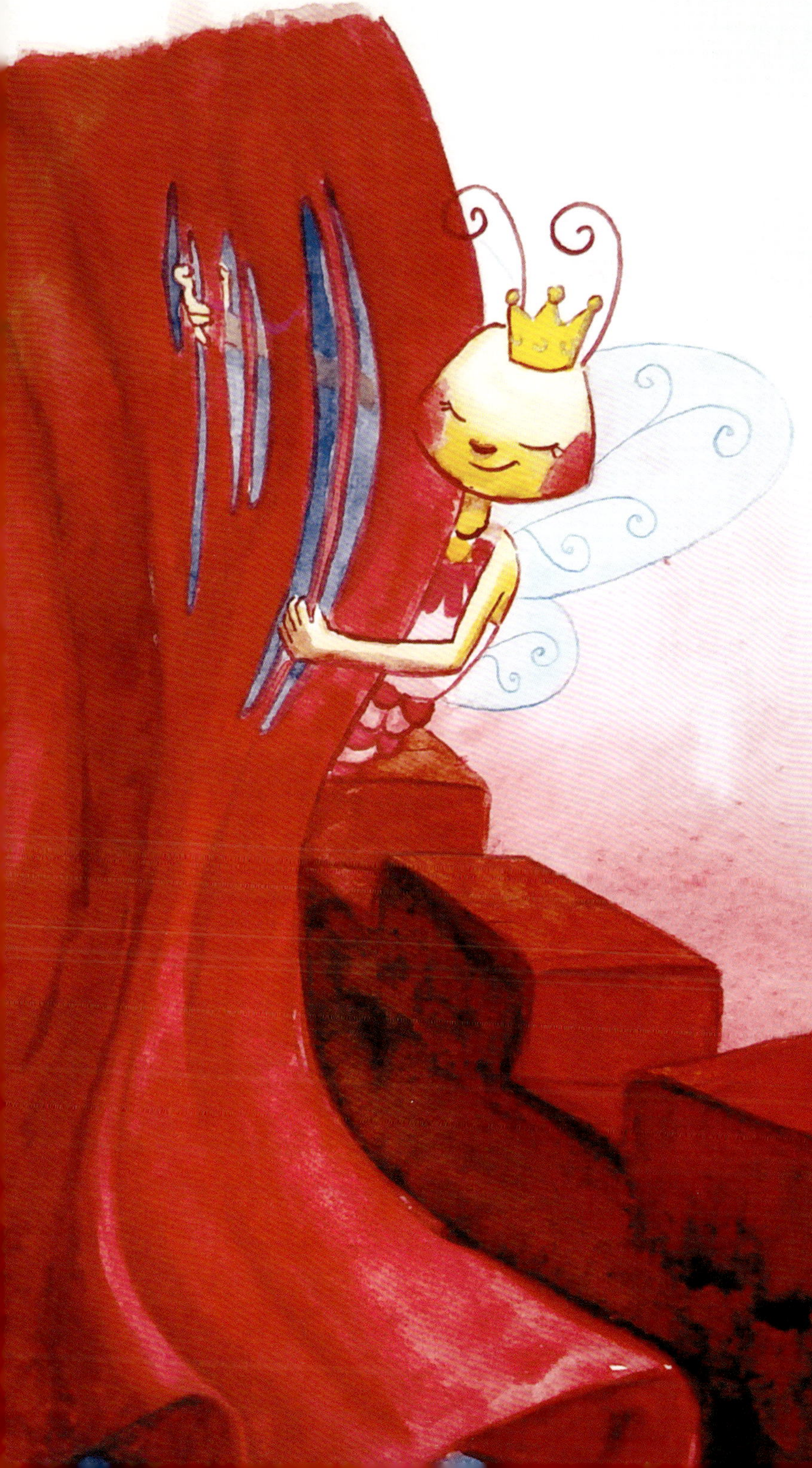

Ela pegava as cortinas, desfiava, esticava e ficava tocando:
— Pim pim pá pim pimpim pá...

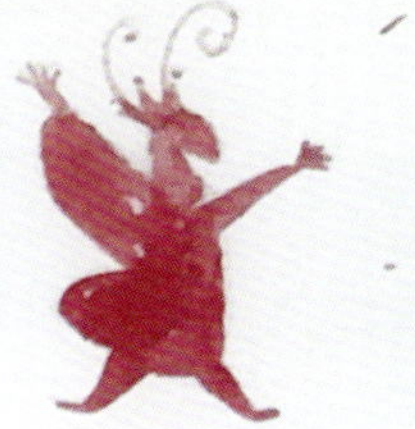

A Rainha Borboleta Beta já não sabia mais o que fazer... e a Princesa Borboleta Violeta continuava a crescer...
Ela voava pelo reino, sem aprender suas tarefas, e ficava cantarolando...
— Lá lá lááá. Lá lá lá láááá!...
Cansada de toda aquela decoração, seguindo o seu coração, a Princesa Borboleta Violeta voou pelos ares... e, ao completar 16 anos, cruzou a fronteira do Reino das Borboletas...

Enquanto isso, no Reino dos Pinguins Dançarinos... um alvoroço aconteceu. Nenhum pinguim dançaria mais até que o Príncipe Pinguim Abelardo fosse encontrado! Esta era a ordem do Rei Pinguim Conan... "Oh, Rei Conan..." — sussurravam as pinguinzinhas. Ele era forte, tinha um grande topete e era o melhor pinguim dançarino do reino! Mas agora, o rei estava preocupado com o príncipe!

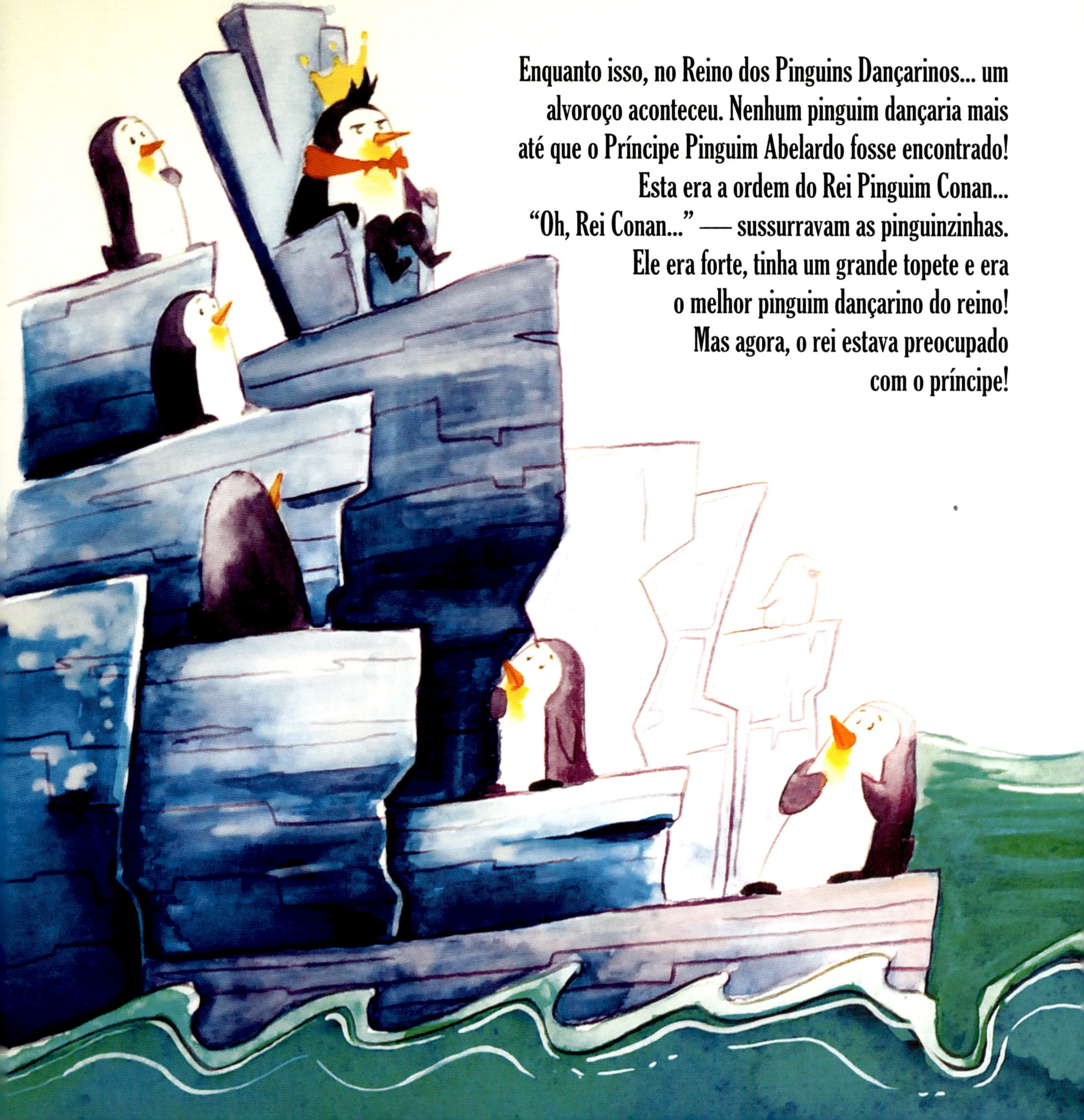

O Príncipe Pinguim Abelardo nadou pelos mares...
E cruzou a fronteira do seu reino...

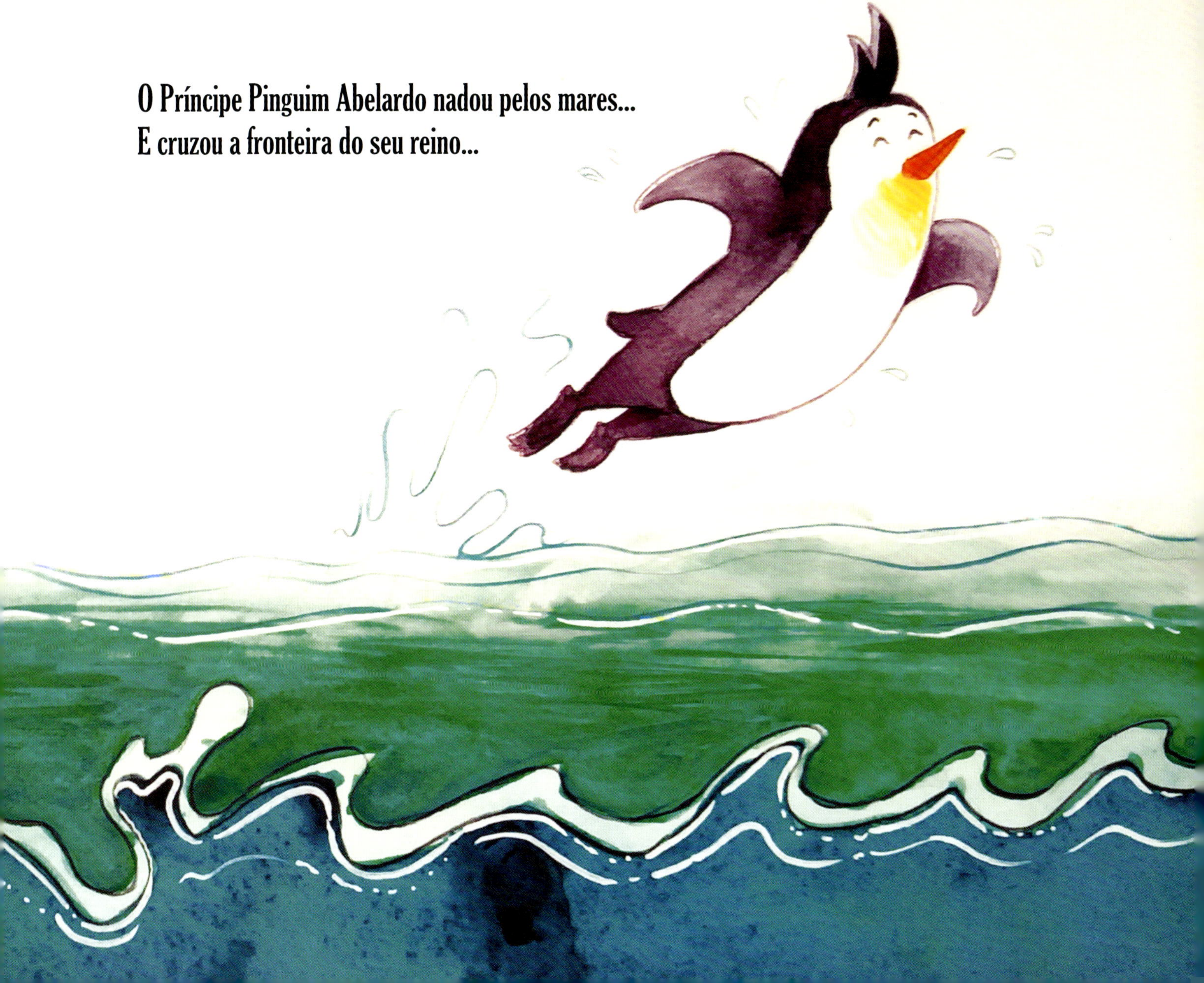

E então eles se encontraram, pela primeira vez, no lado sul da Ilha do Meio...
"Oi. Meu nome é Pinguim Abelardo e eu sou muito desastrado! Meu reino é dos Pinguins Dançarinos, mas eu gosto mesmo é de cozinhaaar!... Minhas asinhas não abrem, minhas patinhas não correm... É muito difícil ser um pinguim dançarino! (risos)"

"Olá. Eu sou a Borboleta Violeta, do Reino das Borboletas Decoradoras.
Mas eu queria mesmo ter nascido no Reino dos Músicos, para ser como os macacos e poder fazer música..."

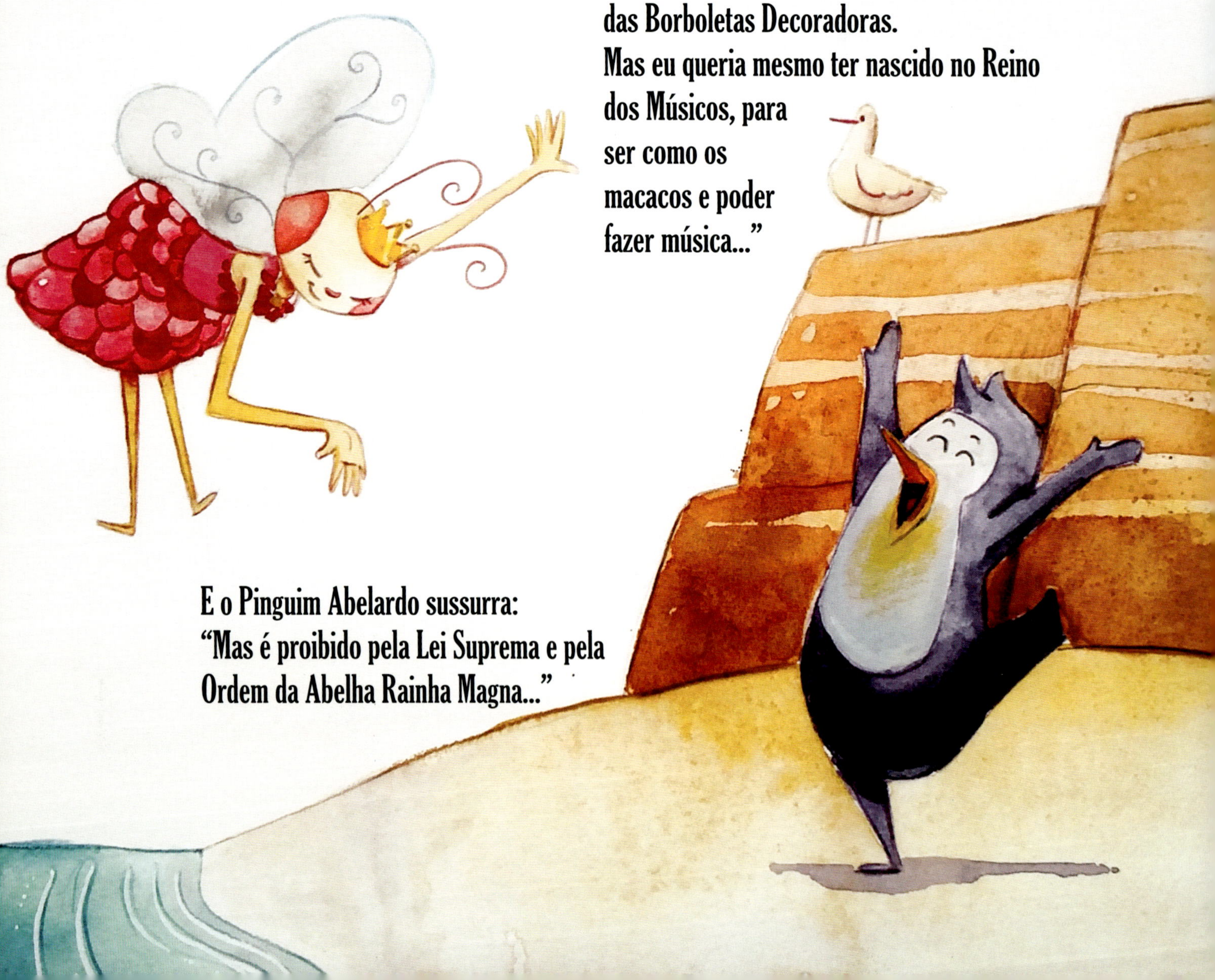

E o Pinguim Abelardo sussurra:
"Mas é proibido pela Lei Suprema e pela Ordem da Abelha Rainha Magna..."

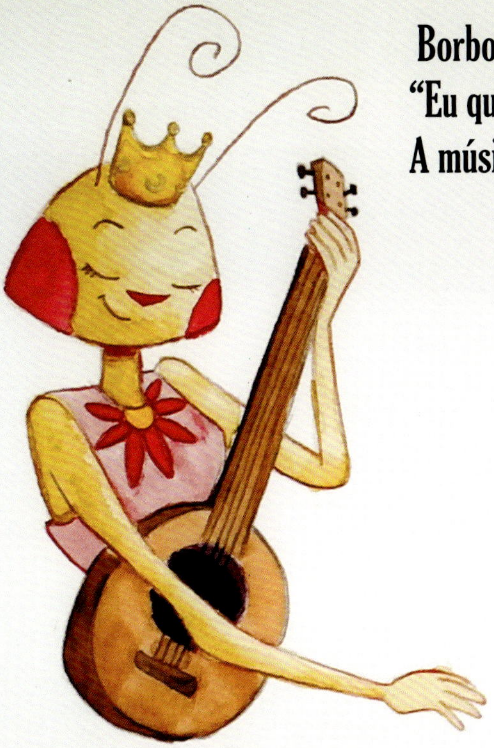

Borboleta Violeta:
"Eu quero tocar para todo mundo dançar.
A música me leva aonde o meu coração deseja estar..."

Pinguim Abelardo:
"Eu amo cozinhaaar... pego o tomatinho, coloco o temperinho, hummm..."
"Faço o molho e a massa... mas sempre escondido, porque é proibido..." — sussurrou o Príncipe.

Violeta:
"Mas por que é proibido?
Nós temos que perguntar!"

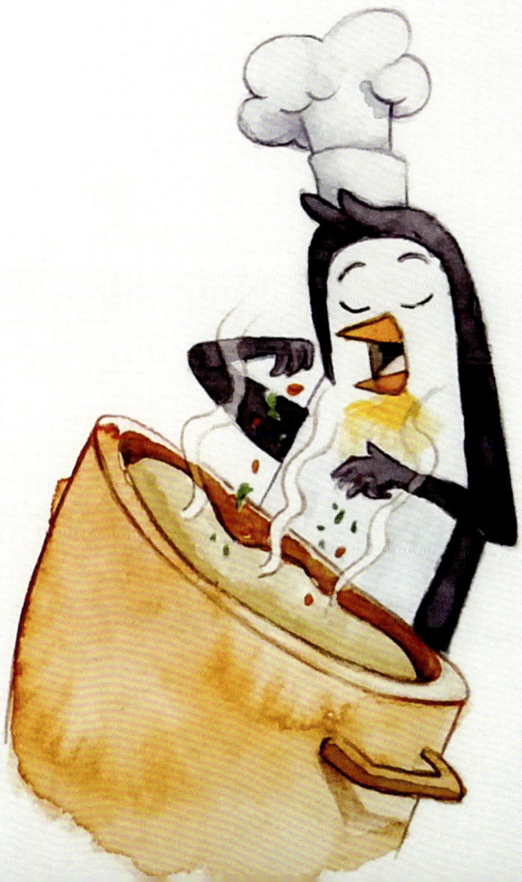

Enquanto isso...
A Rainha Borboleta Beta pegou o seu borboletofone e pediu ajuda para a Abelha Rainha Magna!
O Rei Pinguim Conan pegou o seu pinguintablet e também pediu ajuda para a Abelha Rainha Magna!
E a Rainha disse:
"Vamos nos encontrar no lado norte da Ilha do Meio, vou chamar o Rei Porco Chef Presunto e a Agulha Real Ratinha Ratata, eles vão nos ajudar!"
Chegando à Ilha do Meio, o Chef Presunto pegou o seu porcomputador e a Ratinha Ratata usou o seu sistema ratogps, para descobrir se havia mais animais na Ilha!

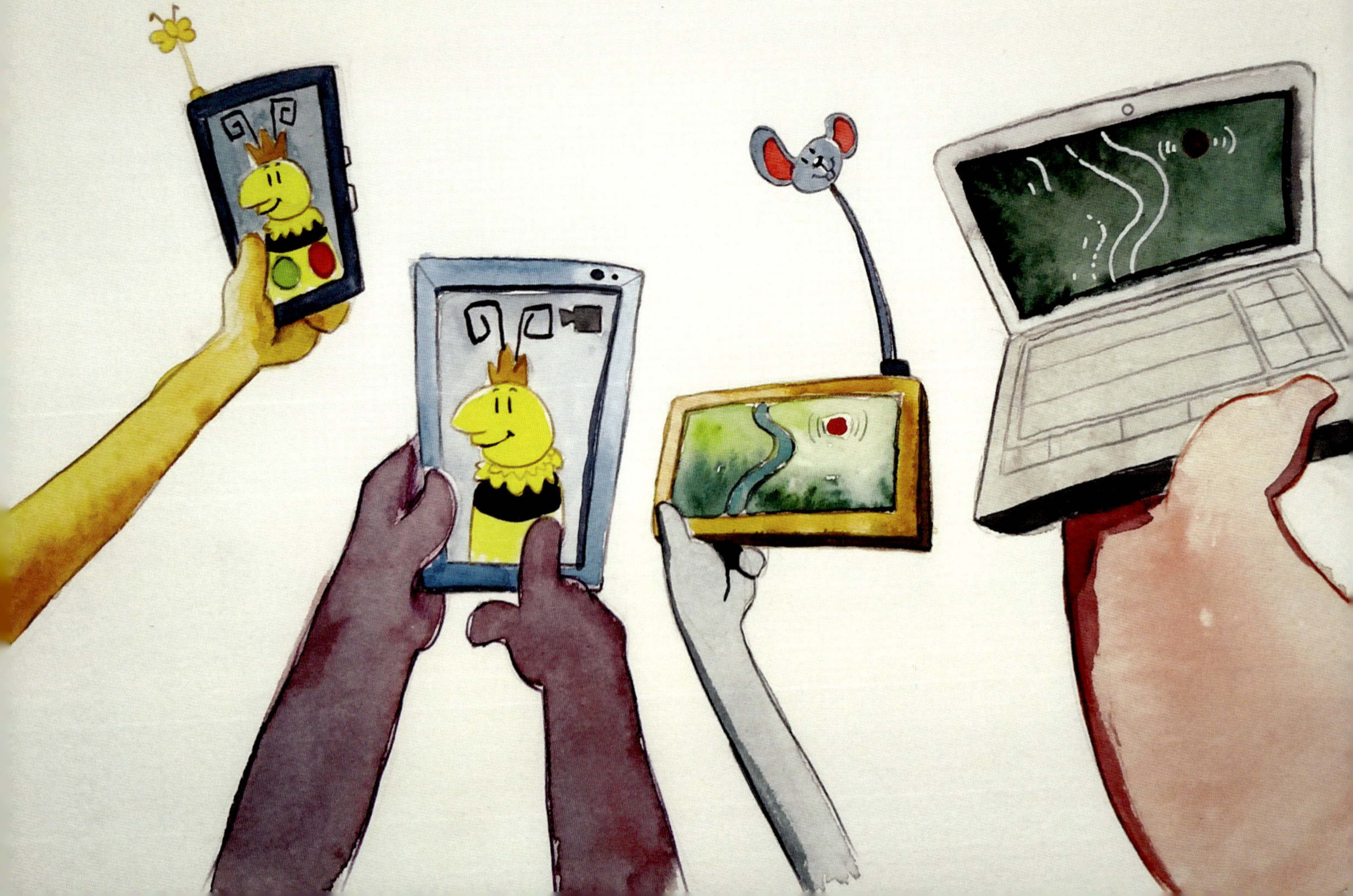

A Ratinha Ratata descobriu que os desaparecidos estavam no lado sul da Ilha e avisou a todos.
A Abelha Rainha Magna disse:
"Teremos que atravessar, pela primeira vez, o Rio do Rato!"

Rei Pinguim Conan:
"Mas, Rainha Magna, este Rio tem crocodilos e perigos que nós desconhecemos!"

Rainha Borboleta Beta:
"Precisamos ter coragem!
Eles podem estar correndo perigo!"

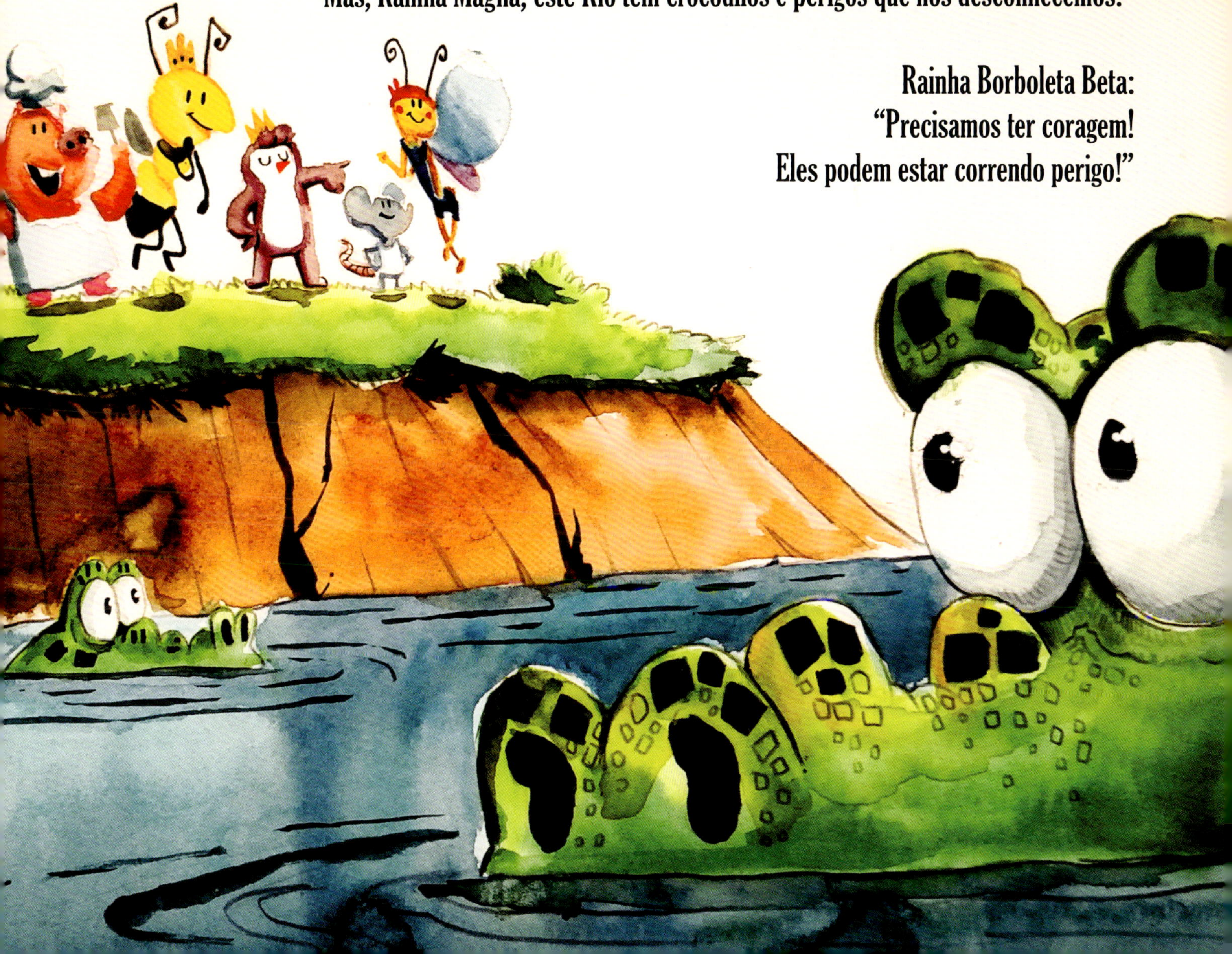

Superando o medo, eles conseguiram! Atravessaram o Rio do Rato e a Abelha Rainha Magna, a Rainha Borboleta Beta, o Rei Pinguim Conan, o Chef Presunto e a Ratinha Ratata localizaram o Pinguim Abelardo e a Borboleta Violeta, que foi logo perguntando:

"Rainha Magna, nós precisamos saber, por que há tantas proibições? Nós não somos assim... iguais a todos do reino."

"Fiquem tranquilas, crianças. A partir de hoje, cada animal poderá escolher a que reino ele pertence e quais tarefas ele fará!" – disse a Rainha.

"Hoje eu aprendi que sozinhos somos pequenos,
mas juntos nós somos o mundo!" – declarou a Rainha.

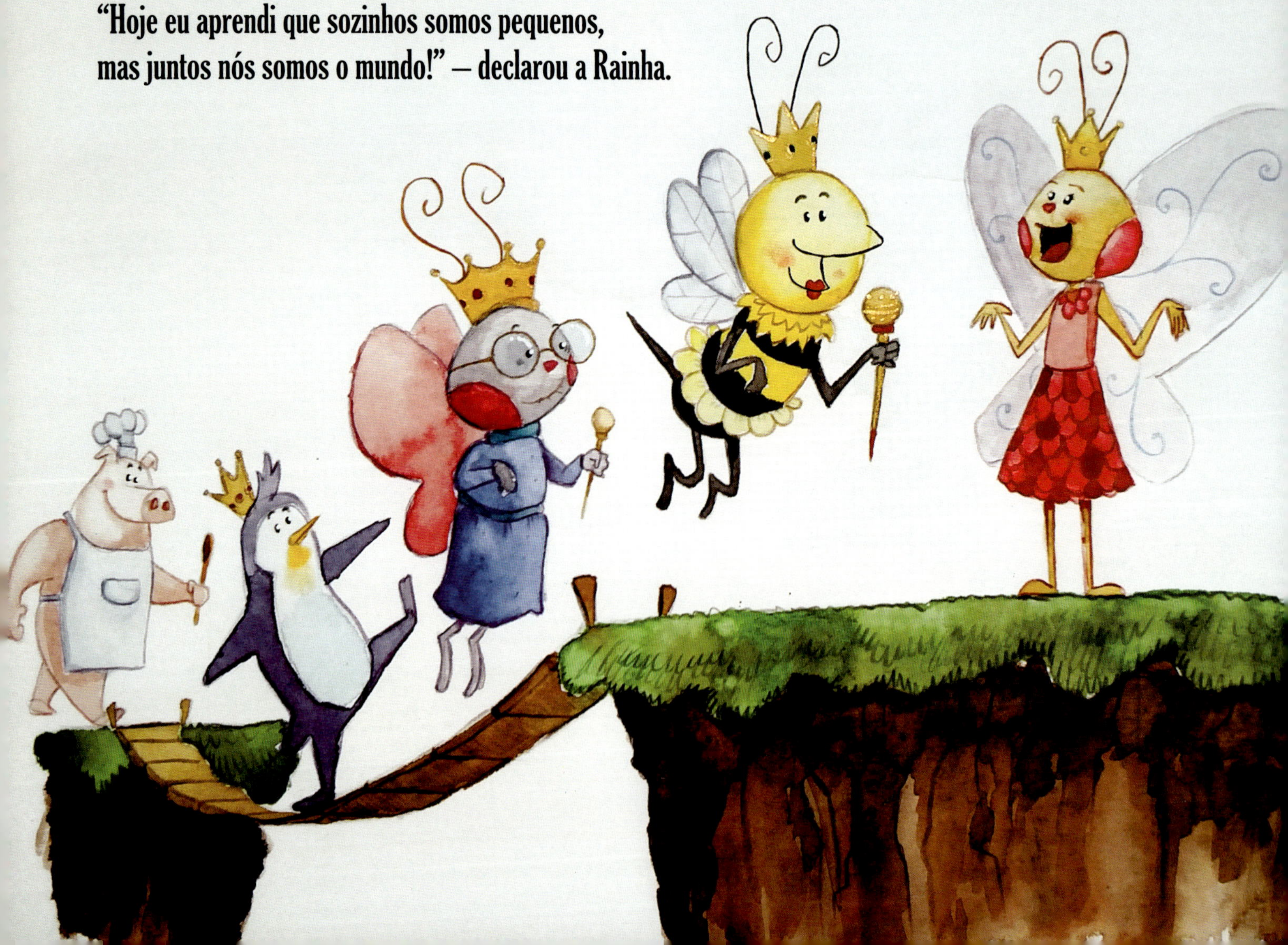

Todos cruzaram as fronteiras, para preparar a maior festa...
As abelhas construíram o maior salão,
As borboletas borboletaram e o salão ficou lindo, todo decorado!
Os porquinhos cozinharam para todos!
As ratinhas ratataram e fizeram a roupa de todos os 7 Reinos!
Os macacos musicaram, para todos ouvirem!
Os pinguins dançaram e
As passarinhas cantaram!
Pela primeira vez, foi feita a grande Festa dos 7 Reinos.
E com ela todos descobriram que suas habilidades se completavam...

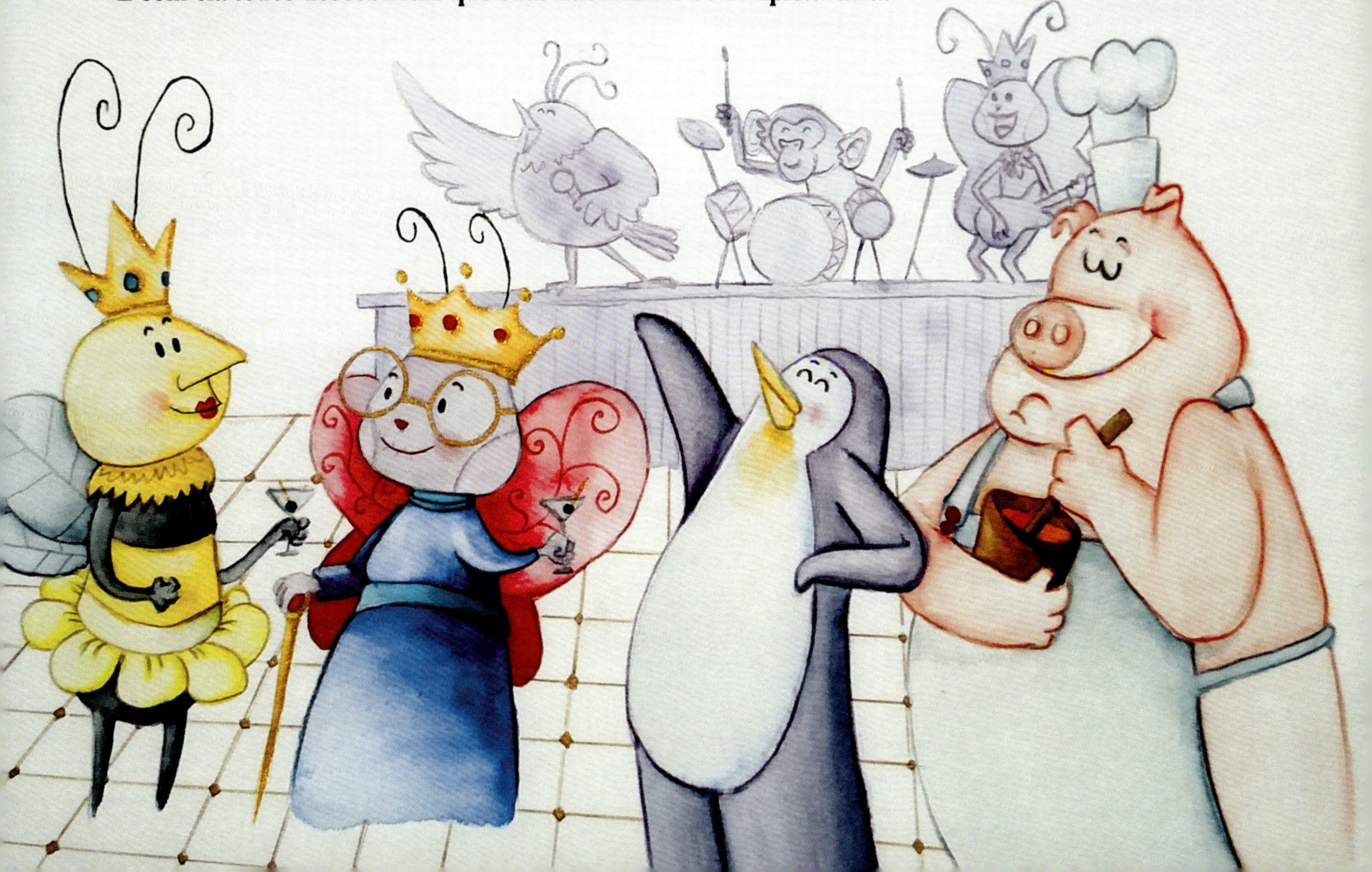

Durante a grande festa, todos os animais dançaram, cantaram e aproveitaram...
O Pinguim Abelardo finalmente cozinhou, ficou feliz e também foi muito desastrado, tropeçou no tapete, esbarrou na panela e derrubou o molho da janta... que caiu todo em cima da Abelha Rainha... Uauuu!...
Todos riram... as ratinhas roeram de tanto rir!
A Borboleta Violeta tocou a música para todo mundo dançar!
E assim foi a primeira Festa dos 7 Reinos, até o sol raiar...

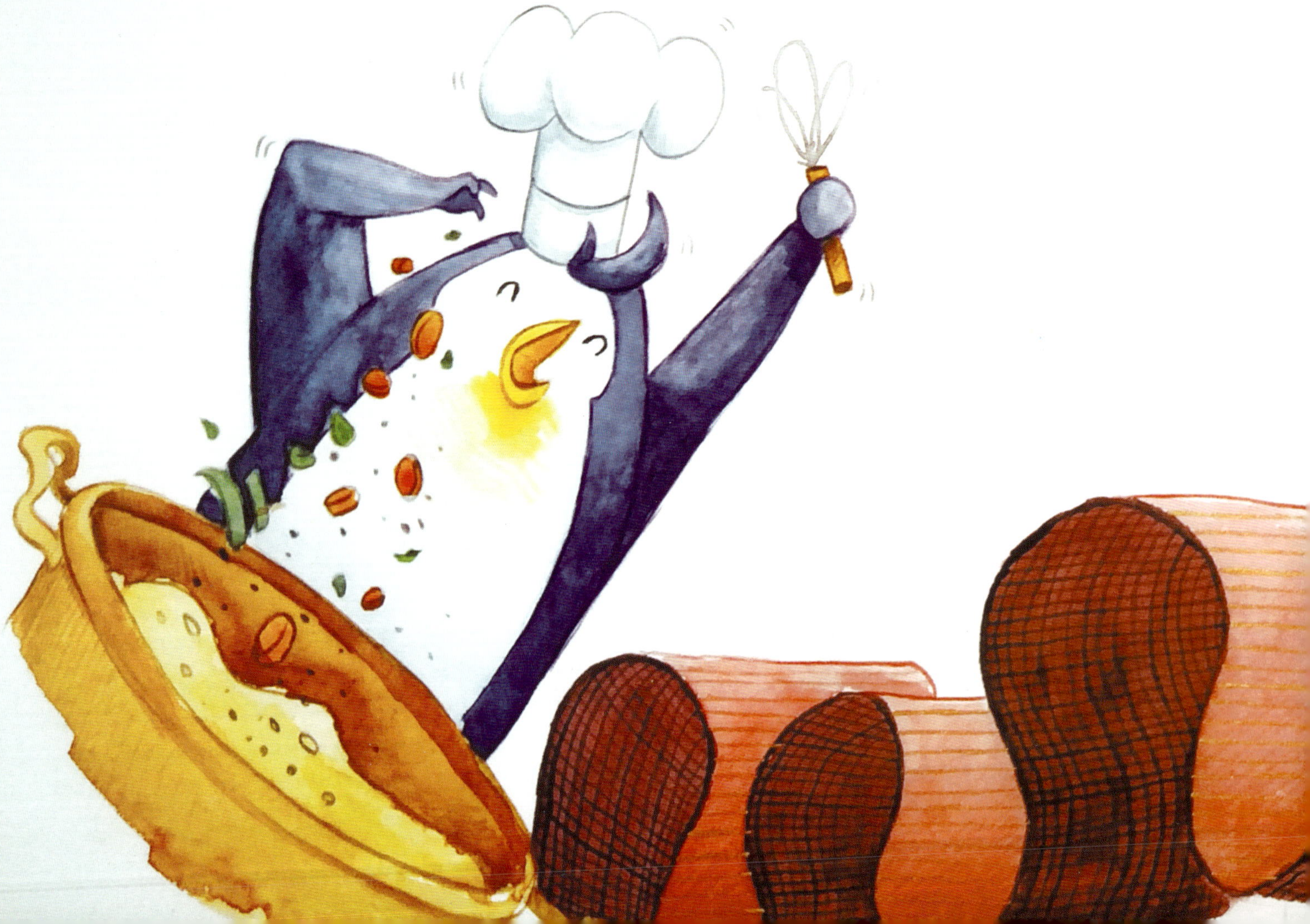

Desde então, no mundo dos 7 Reinos, uma nova Lei Suprema reinou:
"A Felicidade será maior do que a tristeza e a Vitória será maior do que a dificuldade, para todo o sempre!"

Vitória, vitória, acabou-se a história!

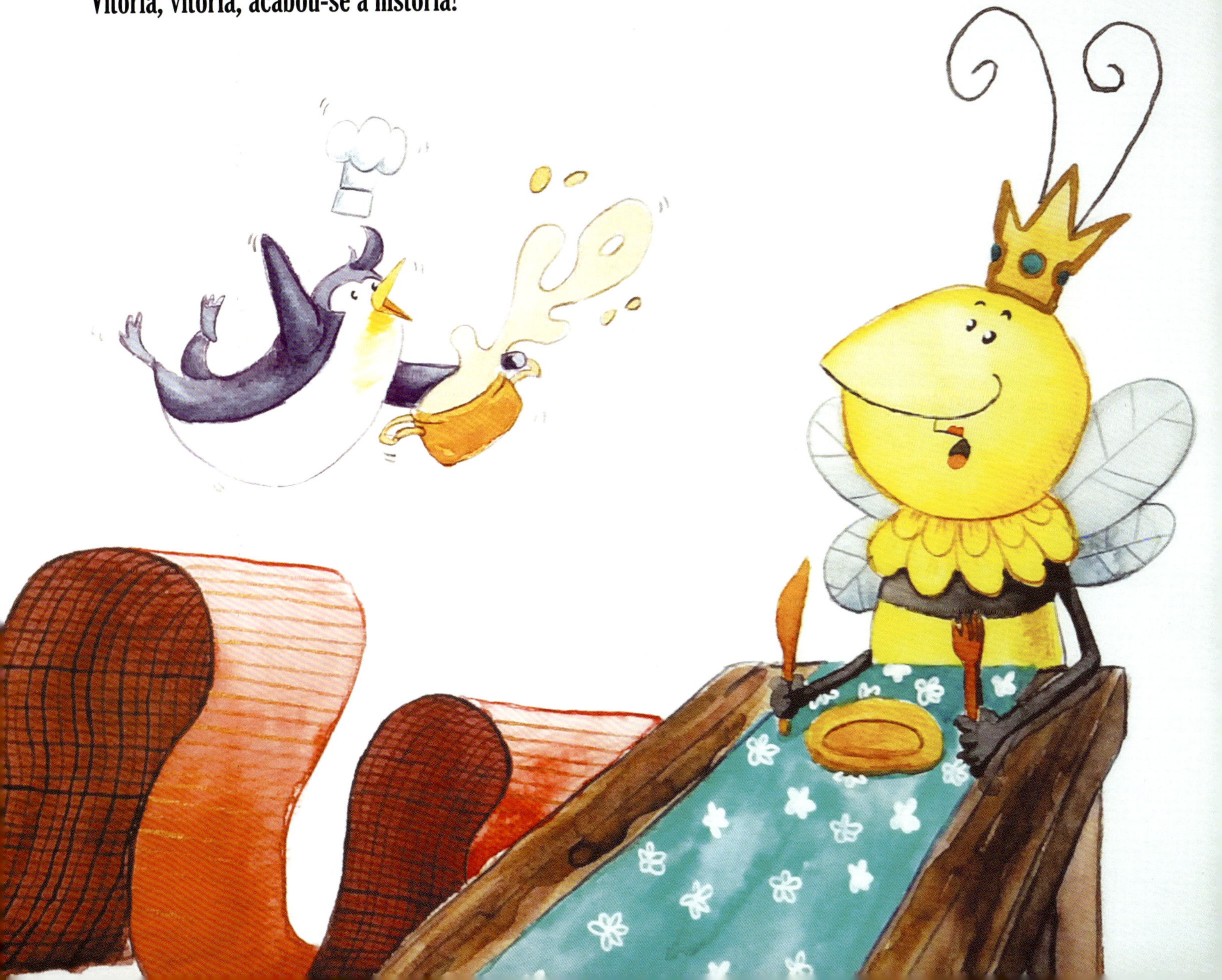

Ops... Voltem, voltem! Esqueci de me apresentar:
"Meu nome é Agulha Real Ratinha Ratata, sou Rainha do Reino 4, das Ratinhas Costureiras."

Até a próxima aventura, pessoal!
Um abraço roedor e tchau tchau!

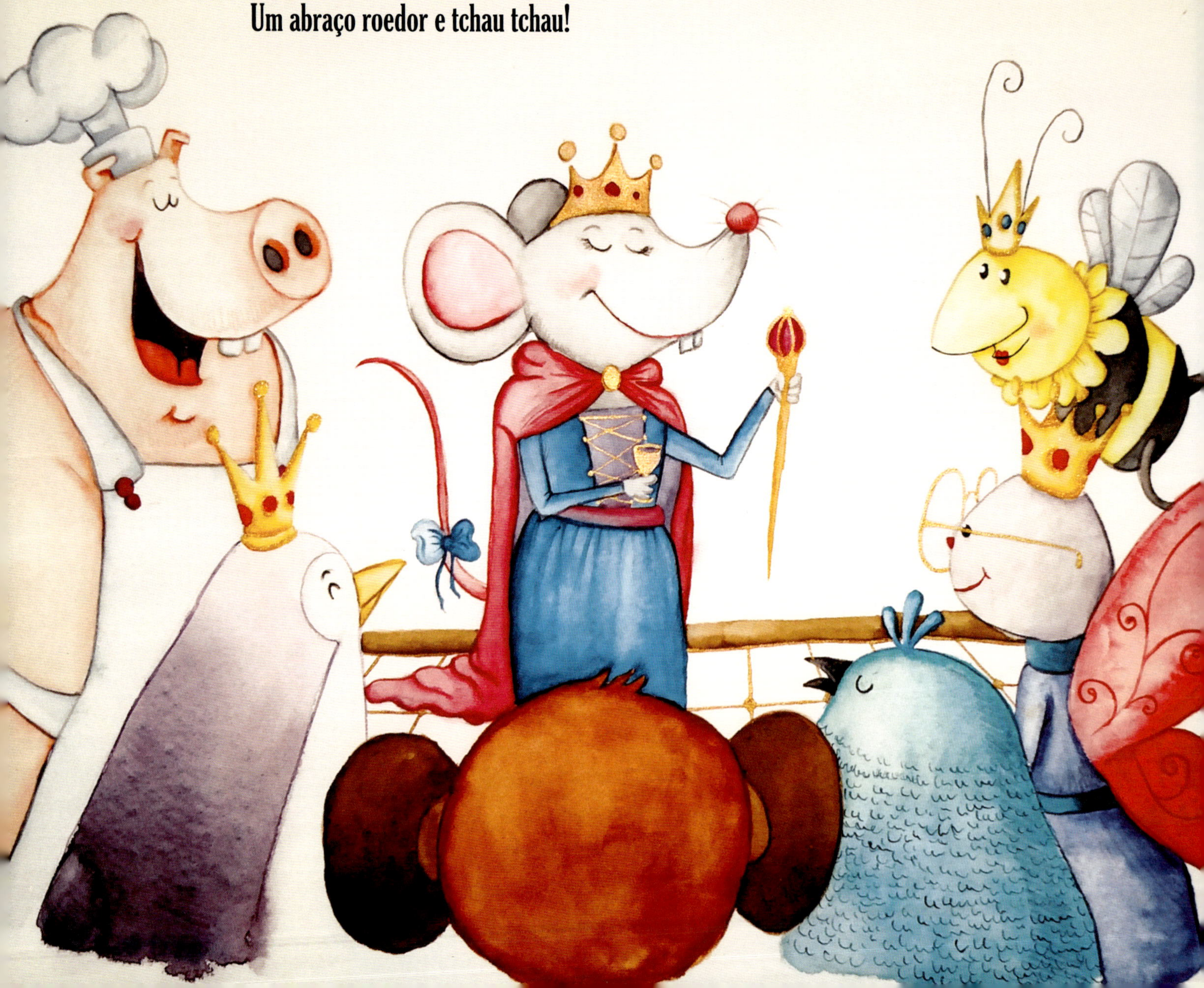

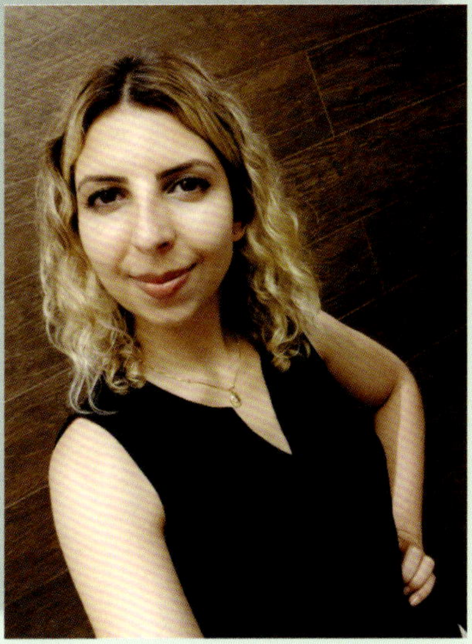

LEDA LOPES se formou em 2010 e trabalha como designer de mobiliário infantil. Adora transformar ideias e sonhos em realidade! Faz aulas de dança, kung-fu e está estudando para ser piloto de avião. Trabalhou como contadora de histórias pelo Instituto História Viva e agora cria um mundo novo por meio da imaginação!

Nós somos a equipe que criou e produziu as ilustrações do livro A Festa dos 7 Reinos, um trabalho que contou com a dedicação e o talento dos alunos da Escola Laqua Parla: Gabriel Lucas, Ícaro Oliveira, Gabriela Fin Machado, Brenda Bossatto e Andressa Wursthorn. Já a coordenação de produção ficou por conta do professor de Ilustração da Escola, o Laqua. Foi amor à primeira vista. Com um texto tão divertido e criativo nas mãos, nossa equipe ficou muito entusiasmada com a produção dessa obra, e em cada ilustração em aquarela você encontrará um toque especial de cada um da equipe.

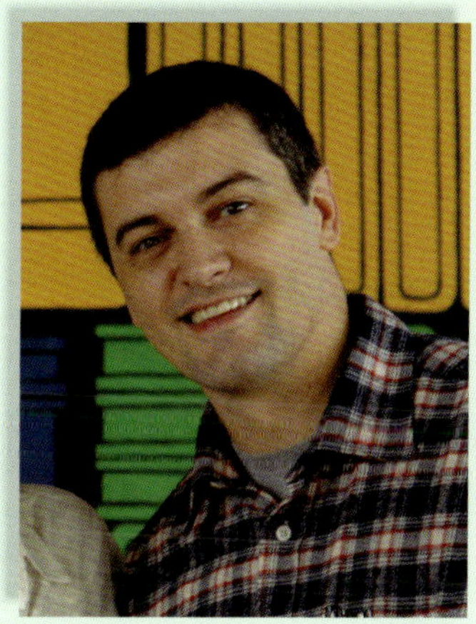

LAQUA

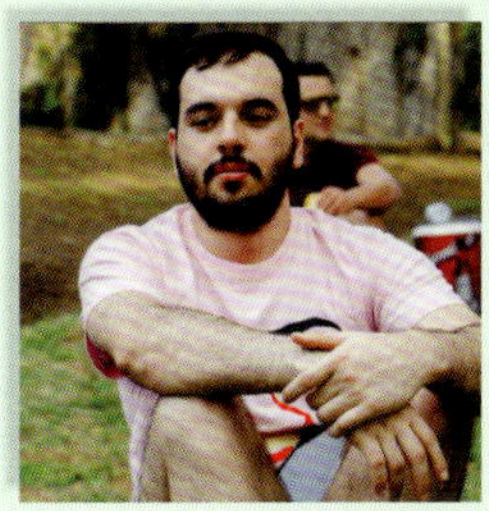

ÍCARO OLIVEIRA

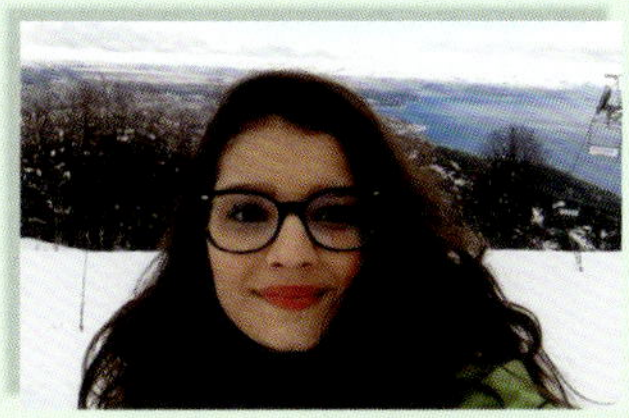

GABRIELA FIN MACHADO

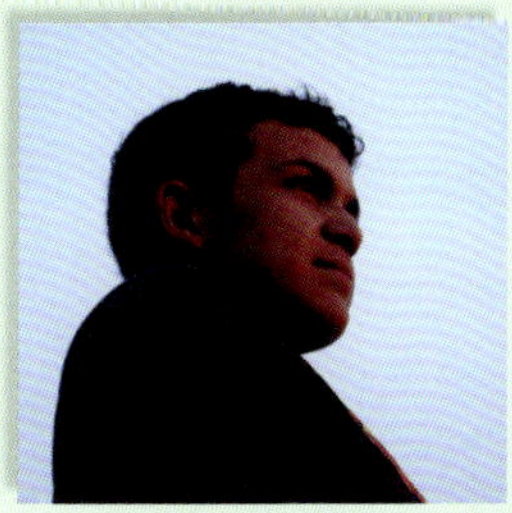

GABRIEL LUCAS

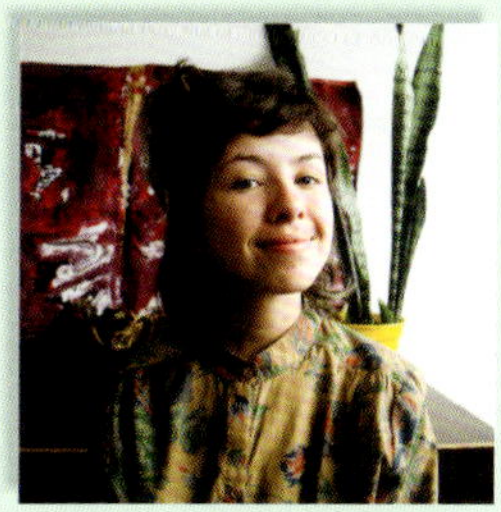

ANDRESSA WURSTHORN

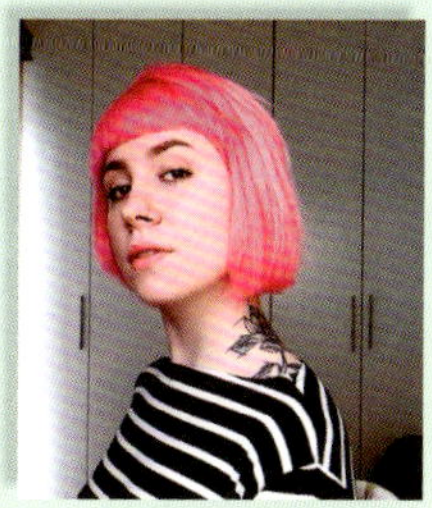

BRENDA BOSSATTO

Leia também:

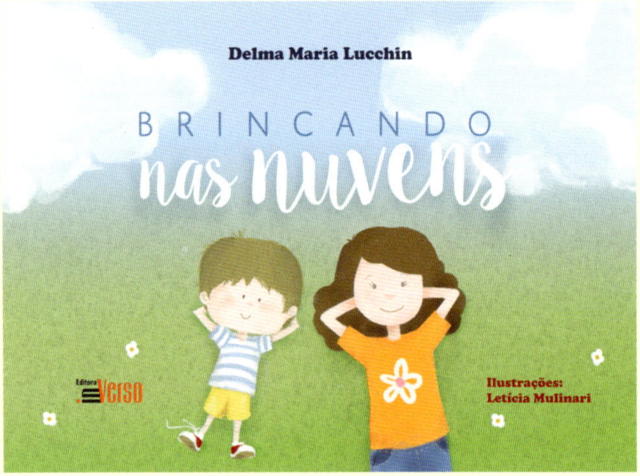

Brincando nas Nuvens

Tia e sobrinho se divertem a tarde inteira olhando para o céu, procurando as formas mais bonitas e inesperadas nas nuvens

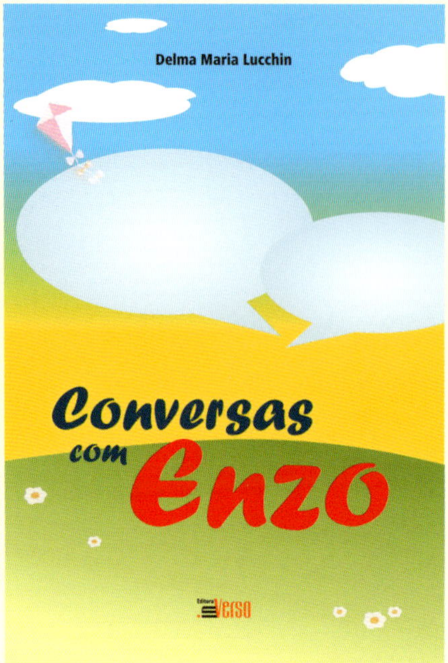

Conversas com Enzo

Enzo é um menino muito esperto que encanta com suas frases criativas e inusitadas.

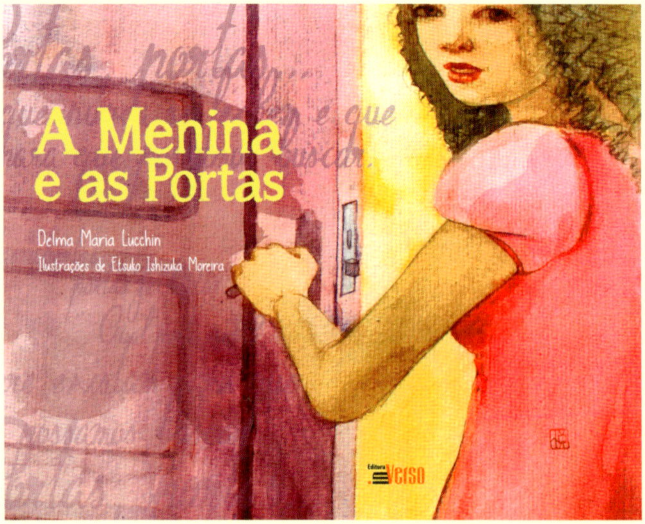

A Menina e as Portas

Enquanto acompanhamos a Menina e suas portas, somos convidados a refletir sobre nossos próprios sonhos, expectativas, nossas escolhas e suas consequências.